Adel Bouguezzi

Lesões orais potencialmente malignas

Adel Bouguezzi

Lesões orais potencialmente malignas

ScienciaScripts

Imprint
Any brand names and product names mentioned in this book are subject to trademark, brand or patent protection and are trademarks or registered trademarks of their respective holders. The use of brand names, product names, common names, trade names, product descriptions etc. even without a particular marking in this work is in no way to be construed to mean that such names may be regarded as unrestricted in respect of trademark and brand protection legislation and could thus be used by anyone.

Cover image: www.ingimage.com

This book is a translation from the original published under ISBN 978-620-6-69358-1.

Publisher:
Sciencia Scripts
is a trademark of
Dodo Books Indian Ocean Ltd. and OmniScriptum S.R.L publishing group

120 High Road, East Finchley, London, N2 9ED, United Kingdom
Str. Armeneasca 28/1, office 1, Chisinau MD-2012, Republic of Moldova, Europe
Managing Directors: Ieva Konstantinova, Victoria Ursu
info@omniscriptum.com

Printed at: see last page
ISBN: 978-620-8-58027-8

Índice

Introdução

As condições potencialmente malignas da mucosa oral são também indicadores do risco de potenciais tumores malignos (clinicamente aparentes) da mucosa oral e não apenas preditores específicos do local.

O prognóstico das lesões potencialmente malignas da mucosa oral depende da deteção e do diagnóstico precoces.

As condições pré-cancerosas são as consequências lesionais que certas doenças têm na mucosa oral. As principais condições pré-cancerosas são: certas formas clínicas de líquen plano, infecções bacterianas (sífilis terciária) e infecções virais (HPV), síndrome de Plummer-Vinson (atrofia epitelial) e papilomatose oral florida.

A mucosa oral normal é constituída por: - uma membrana basal que representa a interface entre o epitélio e o córion; - um córion constituído por tecido conjuntivo frouxo contendo fibras de colagénio, fibras elásticas, linfócitos, plasmatócitos, vasos, nervos e glândulas salivares acessórias.

A displasia, conhecida como neoplasia intra-epitelial oral (NIO), corresponde a uma alteração geral do epitélio, com células que apresentam graus variáveis de atipia, e o envolvimento não se estende para além da membrana basal. A NIO 1, ou displasia ligeira, e a NIO 2, displasia moderada, são definidas como potencialmente reversíveis (remoção do agente causador) e com um potencial de malignidade $\leq$ 1%, e a NIO 3, displasia grave, com um potencial de malignidade estimado em 11%.

O diagnóstico das lesões orais baseia-se numa história e num exame clínico precisos, bem como em testes adicionais. Os testes mais comuns são o teste do azul de toluidina, o exame citológico e a biopsia. O teste do azul de toluidina, que caiu em desuso, consiste em procurar a presença de células atípicas, ricas em ácido nucleico, que absorvem fortemente o corante. O exame citológico, ou citologia esfoliativa, é efectuado numa amostra obtida por raspagem de células epiteliais espalhadas numa lâmina. Esta técnica, de fácil execução, está indicada para lesões como a candidíase ou as lesões bolhosas, mas não para as lesões pré-cancerosas, devido aos numerosos falsos negativos. Apenas a biópsia, que permite um estudo histopatológico do tecido retirado para efeitos de diagnóstico, continua a ser o padrão de ouro.

1. Abordagem histológica da carcinogénese

1·1· Visão geral histológica da mucosa oral

A mucosa oral é contínua com o tecido cutâneo da face e dos lábios. Reveste a cavidade oral e o interior dos lábios e continua posteriormente com a mucosa orofaríngea. Envolve os dentes, criando uma junção estanque no sulco (fixação epitelial).A cor da mucosa resulta de uma combinação de vários factores: a espessura do epitélio e o grau de queratinização tornam a mucosa mais branca, a quantidade de melanina é responsável pela cor fisiológica da mucosa, a concentração e a dilatação de pequenos vasos sanguíneos no tecido conjuntivo subjacente ou a atrofia do epitélio conferem à mucosa um aspeto eritematoso.

Existem três tipos de mucosa oral, consoante a sua topografia:

* ***a mucosa mastigatória***: cobre as gengivas e o palato duro. Tem um papel compressivo e suporta cargas mecânicas durante a mastigação. O epitélio é queratinizado na superfície e contém longas cristas epiteliais que se invaginam profundamente no córion, proporcionando uma ancoragem sólida e impedindo qualquer mobilidade da mucosa em relação às camadas mais profundas. Não existe submucosa.

****mucosa do bordo de cobertura***: cobre a maior parte da cavidade oral: a superfície interna das bochechas, o pavimento da boca, a superfície ventral da língua, o palato mole e a mucosa labial. O seu epitélio não é queratinizado e apresenta cristas epiteliais ténues. O tecido conjuntivo ricamente vascularizado assenta numa submucosa frouxa, o que lhe confere um certo grau de flexibilidade tecidular.

* ***a mucosa especializada***: presente na língua, apresenta várias papilas: filiformes e fungiformes na face dorsal da língua, caliciformes formando o v lingual e papilas foliadas nas faces laterais posteriores formadas por tecido

linfoide.

A mucosa oral é constituída por um epitélio de revestimento separado do tecido conjuntivo (córion) por uma membrana basal.

✓ **Tecido epitelial :**

O epitélio da mucosa oral é um epitélio escamoso estratificado, queratinizado na mucosa mastigatória e na superfície dorsal da língua, e não queratinizado na mucosa limítrofe. O epitélio é constituído por várias camadas de células (queratinócitos) fortemente ligadas entre si por desmossomas (camada espinhosa), que asseguram uma forte coesão entre as células.

Os queratinócitos multiplicam-se na camada basal, conhecida como camada germinativa, onde têm uma forma cúbica. Em seguida, migram gradualmente e achatam-se em direção às camadas superficiais para substituir as células eliminadas pela descamação. Durante a migração para o corpo mucoso malpighiano (camada espinhosa), as células passam por fases de maturação e de diferenciação, que determinam se o epitélio é ou não queratinizado.

Existem dois tipos de queratinização:

- **Ortoqueratose:** as células achatadas da camada queratinizada perderam os seus núcleos. São precedidas por uma fina camada granular que contém grânulos finos de querato-hialina.
- **Paraqueratose:** as células do estrato córneo retêm um núcleo, picnótico

✓ **A membrana basal :**

Separa o epitélio do córion, desempenha um papel fundamental nas trocas epiteliais-conjuntivais e serve de fixação para os queratinócitos, que se inserem nesta membrana através dos hemidesmossomas.

✓**Tecido conjuntivo :**

O tecido conjuntivo ou córion suporta o epitélio. É composto por fibroblastos, células imunitárias, fibras diversas (colagénio, elásticas), vasos sanguíneos e elementos nervosos, contidos numa substância fundamental amorfa.

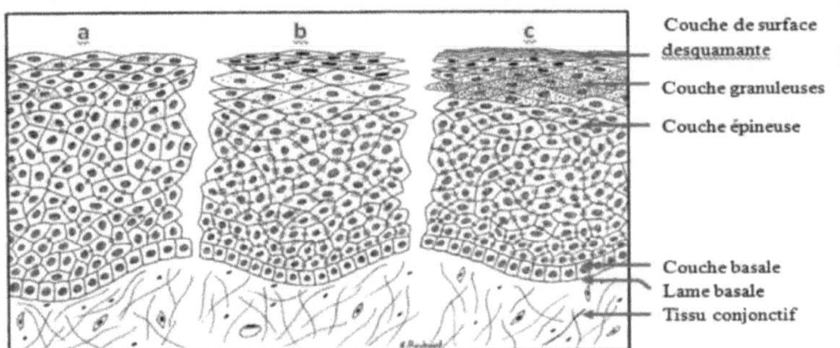

Figura 1: Composição do epitélio em função da queratinização

1·2· História natural e biologia do cancro

A palavra tumor (ou neoplasia) refere-se a uma neoformação tecidular patológica que é diferente de um processo inflamatório.

Existem 2 tipos de neoplasias

* **Benigno**: constituído por células idênticas ao tecido inicial, que desloca sem destruir. Não provoca metástases.

* **Maligno**: ao contrário da neoplasia benigna, trata-se de uma massa de tecido com potencial metastático, que invade e destrói as estruturas vizinhas. As células que aí proliferam podem ser idênticas ou diferentes das células iniciais.

1·2·1· Mecanismos celulares de carcinogénese

Na carcinogénese, uma série de eventos transforma um tecido fisiológico em tecido canceroso, com uma acumulação de alterações genéticas e a aquisição de propriedades cancerosas. A existência de instabilidade genómica é um pré-requisito para as alterações típicas do cancro. As mutações são então promovidas por factores exógenos.

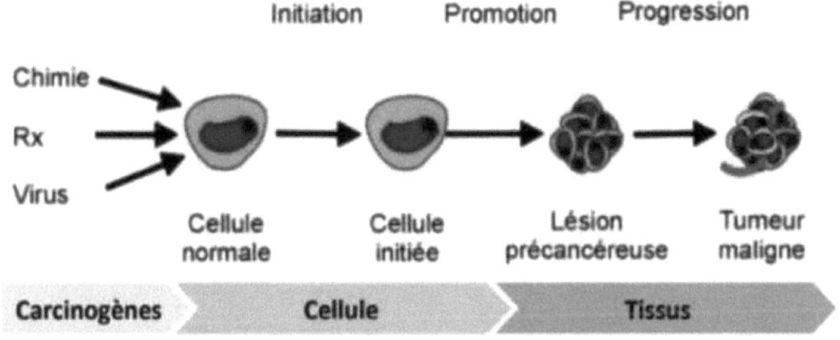

Source : Centre François Baclesse, Centre de lutte contre le cancer (Caen).

Figura 2: Ilustração da carcinogénese

1·2·2·2· Aspectos histológicos

Existem diferentes fases de alteração celular e tecidular que podem ser identificadas a montante do estado confirmado de CE. Este último pode ser precedido de um estado pré-canceroso: displasia epitelial ou neoplasia intra-epitelial (NIE).

Inclui :

* Perturbação da arquitetura epitelial fisiológica ;

*Atipia citonuclear, que pode ser critério de malignidade;

* A atividade mitótica alterou-se qualitativamente e aumentou quantitativamente;

* Falha na maturação celular, por vezes com disqueratose.

Estas anomalias podem ser classificadas de acordo com vários critérios:

• Altura epitelial que ocupam

- Importância da atipia
- Aspeto das mitoses

A classificação da Organização Mundial de Saúde (OMS) de 2005 é a mais utilizada:

Quadro 1: Classificação da OMS para a displasia epitelial

	Description	Aspect histologique	Réversibilité
OIN 1 Dysplasie légère	• Cantonnée au tiers basal de la couche épithéliale • Atypies cellulaires discrètes • Mitoses normales		**Oui** Si suppression du/des agents causaux (tabac, alcool, etc.) + mesures d'hygiènes Si pas de régression, exérèse avec marge initiale de 1 à 3 mm
OIN 2 Dysplasie modérée	• Atteint jusqu'à 2/3 de la hauteur épithéliale • Atypies cellulaires modérées • Mitoses souvent normales, parfois anormales		
OIN 3 Dysplasie sévère - Carcinome In Situ (CIS)	• Hauteur épithéliale totale • Atypies cellulaires marquées • Mitoses très souvent anormales • Anaplasie cellulaire (dédifférenciation) • On parle à ce stade de **carcinome in situ** (CIS) ou **intraépithélial**	Source : Muller, « Oral epithelial dysplasia, atypical verrucous lesions and oral potentially malignant disorders : focus on histopathology », 2018.	**Non** Nécessité d'exérèse en bloc avec marges périphériques de 5 mm d'emblée, jusqu'au plan musculaire [13]

2. Factores de risco

2.1. O tabaco

A forte associação entre os cancros da cavidade oral e o consumo de tabaco está bem estabelecida.

O tabaco tem igualmente um impacto na cavidade oral, na saliva, no periodonto e nos dentes, bem como na mucosa oral. Provoca diversas lesões da mucosa - benignas, pré-cancerosas ou cancerosas.

Estudos epidemiológicos demonstram que o risco de desenvolver cancro oral é cinco a nove vezes superior nos fumadores do que nos não fumadores, e este risco pode aumentar até 17 vezes nos fumadores muito intensos, que fumam 80 cigarros ou mais por dia.

Além disso, os doentes tratados para o cancro oral que continuam a fumar têm duas a seis vezes mais probabilidades de desenvolver um segundo tumor maligno do trato aerodigestivo superior do que aqueles que deixam de fumar.

2·2· Álcool

75% das pessoas com cancro da cavidade oral bebem álcool. Tal como acontece com o tabaco, o risco de desenvolver este cancro é 6 vezes maior nos consumidores de álcool.

O álcool é um fator de risco para o carcinoma espinocelular oral. Aumenta a permeabilidade do epitélio oral, actua como solvente dos carcinogéneos do tabaco, induz a proliferação das células basais e gera radicais livres e acetaldeído, capazes de causar danos no ADN.

O acetaldeído é um dos metabolitos primários do etanol e é o agente crítico através do qual o consumo prolongado e excessivo de bebidas alcoólicas aumenta o risco de carcinoma espinocelular oral. O álcool também actua em sinergia com os produtos de combustão do tabaco na patogénese do carcinoma espinocelular oral.

2·3· Beterraba

Na Índia e no Sudeste Asiático, o uso crónico de betel quid (paan) na boca tem sido fortemente associado a um risco acrescido de cancro oral. A betel quid consiste geralmente numa folha de betel enrolada numa mistura de nozes de areca e cal apagada, geralmente com tabaco e, por vezes, com adoçantes e condimentos.

A cal apagada provoca a libertação de um alcaloide da noz de areca, que produz uma sensação de euforia e de bem-estar no utilizador.

A mastigação de betel quid leva frequentemente a um estado pré-canceroso progressivo e cicatricial da boca, conhecido como fibrose submucosa oral. Na Índia, um estudo mostrou uma taxa de transformação maligna de 7,6% para a fibrose da submucosa oral.

2.4 Idade

As lesões potencialmente malignas são mais frequentes em pessoas mais velhas (com 45 anos ou mais) devido à sua maior exposição a factores de risco.

2.5 Higiene oral

Uma higiene oral deficiente contribui para o desenvolvimento de lesões potencialmente malignas.

2.6 Sol

A exposição ao sol aumenta o risco de lesões potencialmente malignas do lábio (queilite actínica crónica).

Isto é particularmente verdadeiro para as pessoas que trabalham ao sol durante longos períodos, como os agricultores. As pessoas de pele clara são também mais susceptíveis de serem afectadas. A maioria destas lesões labiais aparece no lábio inferior, provavelmente porque este lábio está mais exposto ao sol.

2.7 Vírus

Dados recentes sugerem que o papilomavírus humano (HPV) pode estar associado a determinados cancros da boca e da orofaringe. O HPV-16 foi detectado em cerca de 22% dos cancros orais e o HPV-18 foi detectado em cerca de 14% dos casos.

2.8 Sistema imunitário enfraquecido

Os doentes com defesas imunitárias reduzidas (por exemplo, sob tratamento imunossupressor crónico ou quimioterapia) são menos capazes de se defender contra o aparecimento, crescimento e disseminação de uma lesão potencialmente maligna.

2·9· Doença) genética

Certas doenças predispõem geneticamente a uma maior suscetibilidade a lesões potencialmente malignas da cavidade oral. É o caso das doenças caracterizadas por uma elevada fragilidade cromossómica, como a síndrome de Li Fraumeni ou o Xeroderma Pigmentosum.

3. Rastreio de lesões potencialmente malignas

Os cancros da cavidade oral (lábio, boca e faringe) constituem uma prioridade de saúde pública. O registo Francim registou 7.500 novos casos e 1.875 óbitos em 2005 (INVS 2005 e 2000: cancros do lábio, da boca e da faringe). Estes cancros têm sempre um mau prognóstico: a taxa de sobrevivência a cinco anos é de cerca de 40%. Esta taxa mantém-se inalterada desde 1989 (registos da rede Francim, 2007), devido a uma deteção precoce insuficiente. Setenta por cento destes cancros são diagnosticados tardiamente, no estádio T3 ou T4, o que implica tratamentos mutilantes e dispendiosos. Os meios auxiliares de diagnóstico melhoraram a deteção (coloração com azul de toluidina, quimioluminescência, fluorescência) ou favoreceram a deteção precoce da transformação maligna (escovagem transepitelial, testes de ADN, marcadores moleculares).

A autofluorescência dos tecidos **(AF)** parece ser particularmente adequada para identificar lesões suspeitas na mucosa oral. A técnica é simples, não invasiva e pouco dispendiosa.

3·1· O VELscope

O VELscope é uma tecnologia de ponta que está literalmente a revolucionar a forma como os dentistas detectam o cancro oral. Ajuda os dentistas a efetuar um diagnóstico preciso e rápido. Torna mais fácil examinar a mucosa oral para detetar lesões anormais e células pré-cancerosas.

3·1·1·1· O princípio

O princípio da visualização da AF baseia-se na excitação dos fluoróforos dos tecidos por um feixe de luz com um determinado comprimento de onda e na observação da emissão de fotões. Dependendo do comprimento de onda de excitação, podem ser excitados diferentes fluoróforos. A luz azul com um comprimento de onda entre 400 e 460 nm excita os fluoróforos tecidulares do colagénio e os cofactores redox do sistema flavina adenina dinucleótido/nicotinamida adenina dinucleótido fosfato (FAD/NADPH), que emitem luz verde.

A fluorescência emitida pela queratina e pela fibrina é verde clara, enquanto a das porfirinas bacterianas é laranja. No caso de danos nos tecidos, a perda de fluorescência é indicativa da destruição das fibras de colagénio e de uma diminuição da concentração de FAD devido ao aumento da atividade metabólica no tecido. No entanto, uma perda de fluorescência pode também corresponder à presença de hemoglobina ou melanina. Muitos factores modificam a fluorescência, o que levanta questões sobre a sensibilidade e especificidade deste exame no diagnóstico de lesões potencialmente malignas e cancros da cavidade oral.

3·1·2· Procedimento

1. Tudo começa com um exame visual da cavidade oral, da parte inferior do rosto e do pescoço;
2. A boca é então limpa com uma solução de enxaguamento durante um minuto;
3. O doente recebe óculos de proteção e as luzes da cirurgia são reduzidas para permitir uma melhor visualização da cavidade oral iluminada pelo VELscope;
4. O dentista dirige a luz azul do aparelho para todas as estruturas da boca;
5. Se for detectada uma lesão, pode ser efectuada uma biopsia no local para análise.

3·1·3· Vantagens do VELscope

- Rápido e fácil de utilizar;

- Confortável para o paciente e completamente sem dor;
- Seguro;
- Pode ser combinado com fotografia digital;
- Deteção exacta de lesões pré-cancerosas e cancerosas invisíveis a olho nu.

4. Formas clínicas das lesões potencialmente malignas

4·1· Recordação da terminologia

As lesões da mucosa oral podem assumir diferentes formas clínicas, muitas vezes sob a forma de várias lesões elementares coexistentes

Tabela 2: Lesões básicas da mucosa oral

	Description	Taille
Macule	Tâche (blanche, rouge ou pigmentée) ± ronde, sans relief ni infiltration, dans le même plan que les tissus voisins.	< 1 cm
Plage, placard		> 1 cm
Papule	Lésion en relief, pleine, saillante, circonscrite, ± ronde, ferme à la palpation et de contenu non liquidien.	< 1 cm
Plaque		> 1 cm
Nodule	Élevure solide, ± circonscrite, ± saillante, ± ronde, de contenu non liquidien et profonde (du chorion). Souvent liée à une atteinte inflammatoire, réactionnelle ou tumorale.	
Végétation	Lésion faite d'excroissances, de morphologie variable, qui donne des aspects filiformes ou lobulés (en chou-fleur, en doigt de gant). Base sessile ou pédiculée. Peut s'ulcérer ou se kératiniser.	
Pustule	Lésion plane ou en relief, de couleur blanche à jaunâtre, contenant une sérosité de pus franc.	
Vésicule	Soulèvement épithélial translucide traduisant une micro-collection intra-épithéliale de liquide clair ou jaunâtre, laissant s'écouler une sérosité et évoluant en érosion après perçage de son toit.	< 0,2 cm
Bulle	Collection liquidienne contenant un liquide clair, jaunâtre ou hémorragique s'écoulant après perçage. Siège de la bulle soit intra- soit sous-épithélial. Toit fragile et transitoire évoluant en une érosion ou ulcération avec frange épidermique périphérique.	> 0,2 cm
Érosion	Perte de substance circonscrite et superficielle, intra-épithéliale, décrivant une lésion en creux à bords ± réguliers, à fond érythémateux et guérissant sans séquelle cicatricielle.	
Ulcération	Perte de substance ± profonde avec destruction de l'épithélium et du conjonctif, à fond fibrineux.	

Source : Kuffer et al., *La muqueuse buccale de la clinique au traitement*, 2009.

4·2· Deixar lesões potencialmente malignas

4·2·1· Leucoplasia [1,14]

As leucoplasias orais são consideradas as doenças potencialmente malignas mais comuns da cavidade oral.

São lesões brancas, não removíveis, que podem aparecer em todas as membranas mucosas (queratinizadas ou não) e não estão associadas a uma doença ou traumatismo conhecido.

o ***Diagnóstico***

A leucoplasia oral é diagnosticada clinicamente, depois de descartadas todas as outras hipóteses de diagnóstico de lesões brancas. Trata-se de um diagnóstico de eliminação.

Existem dois tipos: **homogéneo** e **não homogéneo:**

A distinção baseia-se na cor e na morfologia da superfície (espessura e textura).

homogéneo :

Uma lesão branca é considerada homogénea se não houver variação na sua cor e/ou espessura.

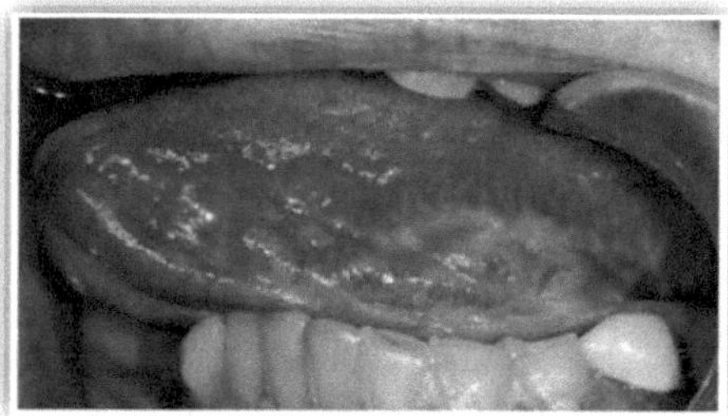

Figura 3: Uma área de leucoplasia homogénea com uma superfície plana e fina e um aspeto uniformemente branco que afecta a região ventrolateral da língua. A cor e o aspeto imitam tinta branca pincelada sobre a mucosa.

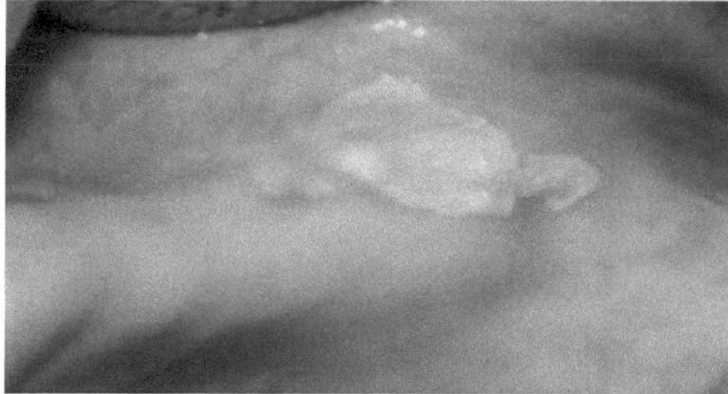

Figura 4: Leucoplasia homogénea idiopática (paciente não fumador). Placa branca na mucosa alveolar sobrepondo-se à crista edêntula, sector posterior esquerdo. A prótese total removível está perfeitamente ajustada.

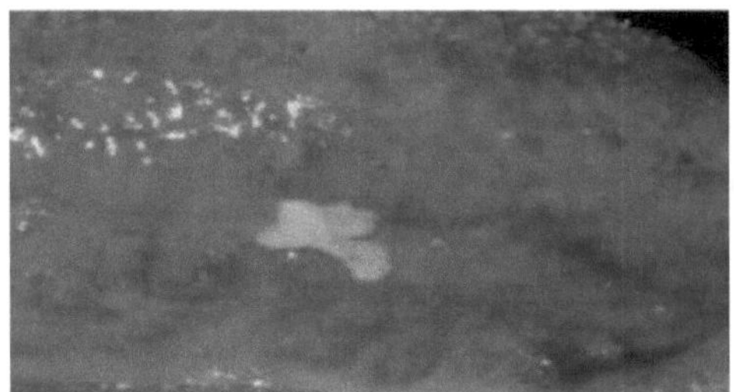

Figura 5: Leucoplasia homogénea causada pelo tabagismo.

***Não homogénea**: uma lesão branca é considerada não homogénea se apresentar áreas de espessura diferente ou se a parte branca estiver associada a eritema, erosão ou ulceração. Uma erosão é uma perda superficial de substância sem destruição do córion subjacente. Uma ulceração é uma perda profunda de substância que envolve a totalidade ou parte do córion.

As variedades não homogéneas incluem **3 tipos clínicos** e são geralmente sintomáticas:

1. **Manchada** - mista, branca e vermelha (também chamada eritroleucoplasia), mas predominantemente branca.

2. **Nodulares**: excrescências pequenas, polipóides, arredondadas, vermelhas ou brancas.

3. **Verrucosa ou exofítica** - aspeto enrugado ou ondulado da superfície.

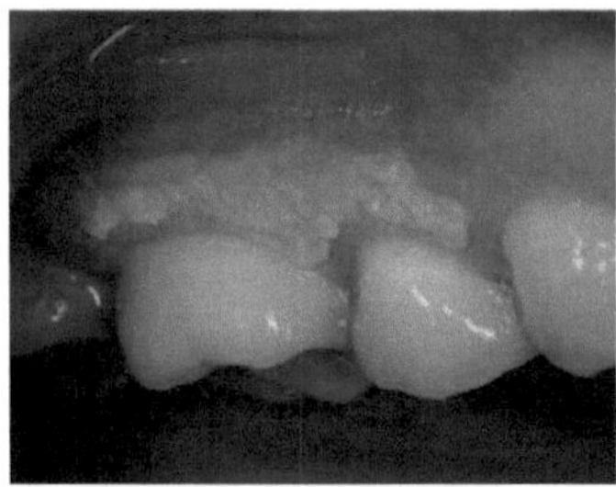

Figura 6: Uma pequena área de leucoplasia verrucosa na gengiva anexa. Note-se o aspeto ondulado e verrucoso da lesão.

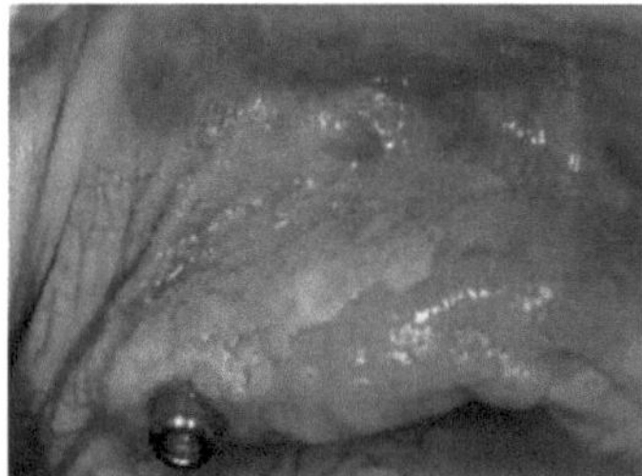

Figura 7: Leucoplasia verrucosa proliferativa que afecta gengiva e a mucosa alveolar e bucal

NB: A leucoplasia não homogénea tem um pior prognóstico do que a leucoplasia homogénea, uma vez que existe um maior risco de transformação maligna.

o ***Histologia***

O aspeto histológico é comparável independentemente da origem da leucoplasia (tabágica ou idiopática) e não distingue uma leucoplasia de uma lesão branca de origem traumática. A cor branca corresponde a uma hiperqueratose (aumento da camada epitelial orto ou para-queratinizada nas mucosas fisiologicamente queratinizadas, como o palato, as gengivas e a face dorsal da língua; aparecimento de uma camada epitelial orto ou para-queratinizada nas mucosas fisiologicamente não queratinizadas, como as bochechas, a face ventral da língua e o pavimento da boca).

Evolução

A evolução da leucoplasia oral não é previsível e depende de muitos factores individuais. No entanto, podem ser identificadas algumas tendências gerais. A leucoplasia idiopática pode regredir sem razão aparente. Pode também espalhar-se ou alterar-se, tal como a maioria das leucoplasias causadas pelo tabaco (exceto no contexto da cessação tabágica). O risco de transformação em carcinoma não é negligenciável. A incidência de transformação maligna das lesões de leucoplasia varia entre 0,1% e 17%, consoante o estudo. O tabagismo combinado com o alcoolismo aumenta significativamente a probabilidade de desenvolvimento de carcinoma.

Assim, o aparecimento de dor, adenopatia, endurecimento ou uma alteração na textura, aspeto, relevo ou extensão da lesão branca inicial deve suscitar o receio de uma transformação cancerígena e exigir uma biopsia para procurar displasia, na melhor das hipóteses, ou carcinoma, na pior.

No entanto, é importante notar que a displasia não é uma condição necessária para a transformação maligna, que pode ocorrer na ausência de displasia. Do mesmo modo, um carcinoma pode surgir desde o início numa leucoplasia homogénea ou numa mucosa saudável sem alterações tecidulares intermédias.

Tabela 3: mostra os graus de displasia (distúrbio de diferenciação celular). O grau de displasia é determinado pela altura da zona epitelial afetada, pela extensão da atipia celular e pelo aparecimento de mitoses.

Dysplasie légère	Trouble ne dépassant pas le tiers de la hauteur de l'épithélium. Atypies cellulaires discrètes, mitoses normales.
Dysplasie modérée	Trouble intéressant plus du tiers et jusqu'à 70 % de la hauteur de l'épithélium. Atypies cellulaires modérées, mitoses normales ou anormales.
Dysplasie sévère Carcinome *in situ*	Trouble > à 70 % de la hauteur de l'épithélium. Atypies cellulaires marquées, mitoses souvent anormales. Le terme carcinome *in situ* est employé quand toute la hauteur de l'épithélium est atteinte mais en présence d'une membrane basale encore intacte.

4·2·2·trythroplαsie [4,19,14]

A eritroplasia da mucosa oral continua a ser considerada a lesão com maior potencial de transformação maligna.

Alguns autores já não a consideram como uma lesão potencialmente maligna, uma vez que o cancro já está presente na grande maioria dos casos.

o ***Manifestação clínica :***

- Aparece como uma mácula ou mancha vermelha brilhante com uma textura aveludada.
- Tipicamente suave à palpação, com endurecimento apenas observado em casos de malignidade.
- As lesões têm normalmente um contorno irregular mas bem definido. Ocasionalmente, no entanto, a superfície pode parecer granular.
- Geralmente não há sintomas. Os doentes podem referir dor não específica ou ardor na zona. Também foi registada uma sensação de sabor metálico.
- O pavimento da boca, a superfície ventral da língua, o palato mole, as amígdalas e a mucosa bucal são os locais mais frequentemente afectados.
- As lesões são geralmente pequenas (menos de 1,5 cm), mas foram registadas lesões maiores (>4 cm).

- A eritroplasia raramente afecta vários locais.
- No caso de transformação maligna, os doentes podem apresentar sinais e sintomas de carcinoma espinocelular oral (OSCC).
- Não existe uma classificação reconhecida para a eritroplasia.

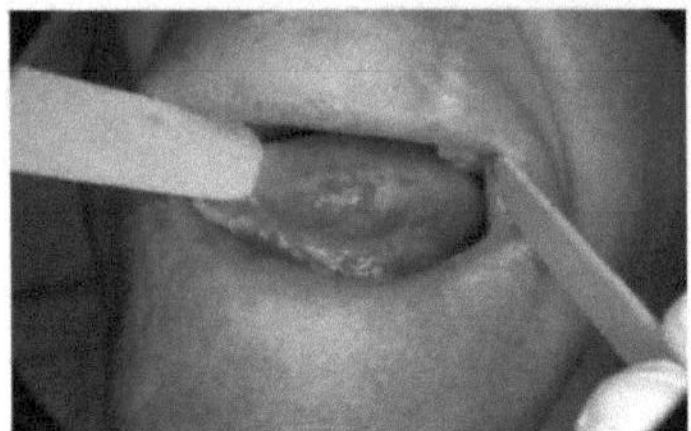 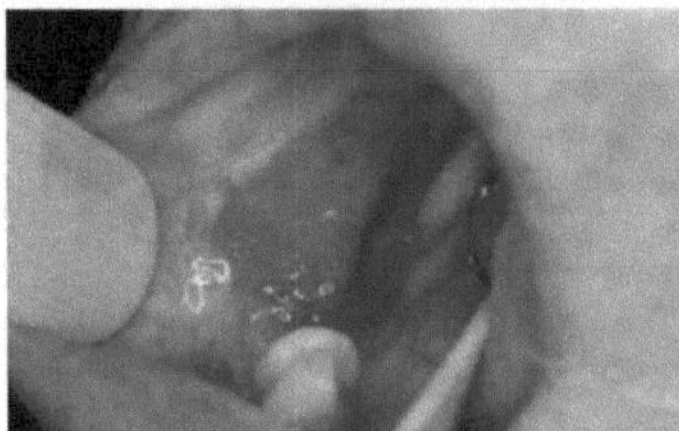

Figura 8: Eritroplasia generalizada afectando de forma homogénea o bordo lateral esquerdo da língua e eritroplasia homogénea afectando a mucosa bucal posterior direita (19).

o ***Diagnóstico***

- Uma lesão isolada com limites bem definidos ajuda o médico a distinguir clinicamente a eritroplasia de outras condições.
- Estas lesões isoladas podem ser descobertas acidentalmente pelos dentistas, o que leva a um encaminhamento.
- A biopsia deve ser efectuada com urgência e é essencial para excluir a transformação neoplásica.
- As caraterísticas histopatológicas que podem ser encontradas foram descritas acima, epitélio fino e atrofiado, ausência de queratina e hiperplasia. A hematoxilina e a eosina são as colorações mais utilizadas pelos histopatologistas para diagnosticar a eritroplasia.

o ***Transformação maligna:***

- A taxa de transformação maligna varia de 14 a 50%.
- Muitas lesões vermelhas podem ter carcinoma in situ ou carcinoma invasivo na altura do diagnóstico.
- A presença de displasia moderada a grave indica um risco

consideravelmente mais elevado de transformação maligna.

- Uma revisão sistemática recente indicou que o risco global de transformação maligna era de 33,1% e a taxa de transformação maligna por ano era de 2,7%.

o ***Histologia :***

*Atrofia epitelial máxima no teto das papilas do córion, sem queratinização superficial.

*Anomalias coriónicas.

*Lesões de displasia epitelial caracterizadas pela presença de células grandes com núcleos vesiculares e nucleados, citoplasma claro e, por vezes, citoplasma disqueratótico.

4·2·3· Lesões palatinas de fumadores invertidos [4]

Esta condição é específica das pessoas que fumam com a extremidade incandescente do cigarro na boca.

As lesões são palatinas, vermelhas, brancas ou mistas.

Não há dificuldade em definir ou diagnosticar estas lesões, uma vez que o hábito tenha sido identificado num indivíduo ou numa comunidade.

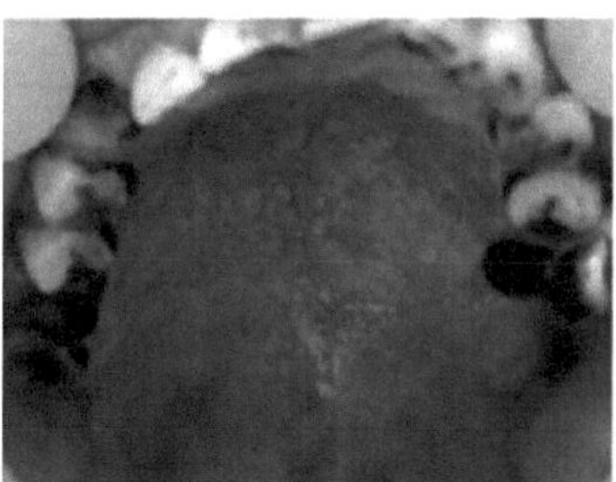

Figura 9: Alterações graves no palato associadas ao hábito de fumar de cabeça para baixo

<**4·2·4· Fibrose submucosa (**[„),„s,4,19]>

A fibrose submucosa é uma doença crónica da cavidade oral, observada principalmente na Índia, mas também noutras partes da Ásia.

Pensa-se que está relacionada com a ingestão de alimentos picantes, deficiências de vitamina B, mastigar nozes de bétel e fumar.

A doença é mais frequente entre os 20 e os 40 anos de idade. A taxa de transformação maligna situa-se entre 0,5 e 6%.

- ***Manifestação clínica***

Clinicamente, a fibrose submucosa resulta numa intensa sensação de ardor e na formação de vesículas (especialmente no palato e na língua) seguidas de ulcerações superficiais.

A fase fibrosa caracteriza-se por um branqueamento da mucosa, que aparece lisa, atrofia e perde gradualmente a sua elasticidade.

A mobilidade é limitada e observam-se áreas de atrofia papilar, por vezes na proximidade de placas queratóticas.

O palato, a cavidade amigdalina e toda a mucosa oral podem ser afectados, bem como a faringe e o esófago.

A abertura da boca, a mastigação e a deglutição tornam-se difíceis.

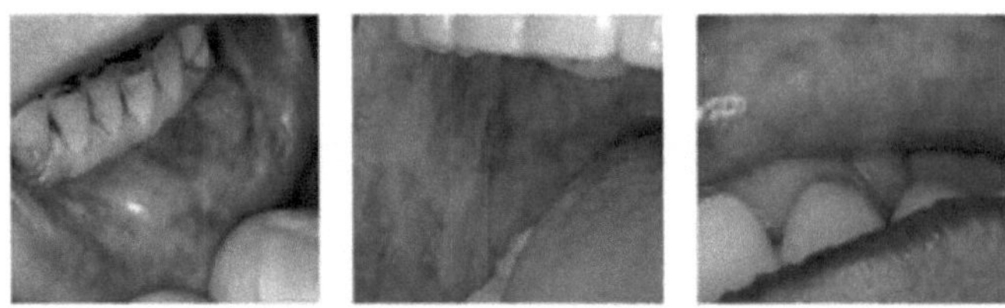

Figura 10: Fibrose da mucosa oral

4.2.5. Quilites actínicas [4]

A queilite actínica é uma doença labial considerada potencialmente maligna. O epitélio do vermelhão pode ser hiperplásico ou atrófico, com anomalias de maturação, graus variáveis de queratinização, atipia celular e elevada atividade mitótica. O tecido conjuntivo subjacente apresenta degeneração basofílica do colagénio e elastose.

O diagnóstico clínico presuntivo deve ser confirmado por biopsia.

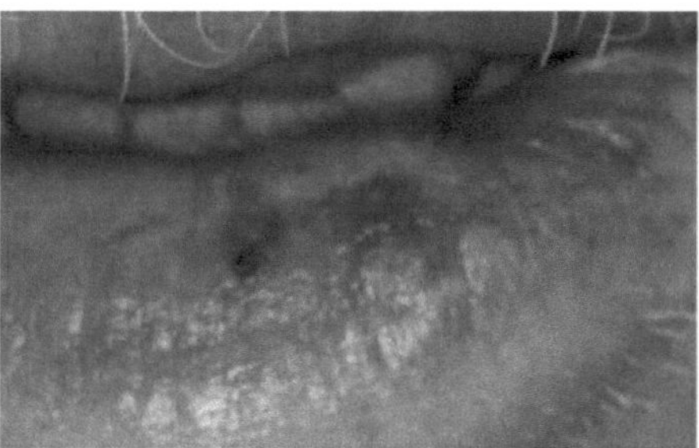

Figura 11: Sarna na meia-mucosa labial inferior, presente há 6 meses. Notar o aspeto remodelado de toda a meia-mucosa, sugerindo queilite actínica.

4.2.6. Líquen plano (4,17,18)

O líquen plano (LP) é uma doença inflamatória benigna e crónica da pele e das mucosas, provavelmente devida a um mecanismo autoimune. Não se trata de uma doença infecciosa.

A descrição clínica inicial de Wilson em 1869 e a descrição histológica de Dubreuil em 1906 caracterizam-se por uma desordem da queratinização, cujos aspectos clínicos são polimorfos.

- **Manifestação clínica**

Na cavidade oral, a doença assume um aspeto clínico algo diferente do da pele e caracteriza-se por lesões constituídas por pápulas brancas, cinzentas, aveludadas, filiformes, dispostas de forma linear, anular e retiforme, formando placas rendilhadas e reticulares típicas.

Está presente um pequeno ponto branco elevado na intersecção das linhas brancas, conhecido aqui como estrias de Wickham, em comparação com as estrias de Wickham na pele.

As lesões são assintomáticas, ocorrendo bilateralmente/simetricamente em toda a cavidade oral, mas são mais comuns na mucosa oral, língua, lábios, gengivas, pavimento da boca e palato, e podem surgir semanas ou meses antes do aparecimento das lesões cutâneas. Existem seis formas clínicas:

1- Reticular: Esta é a forma clínica mais comum da doença e apresenta-se como um padrão fino, assintomático e entrelaçado, semelhante a rendas, denominado "estrias de Wickham", que são bilateralmente simétricas e envolvem a mucosa posterior da bochecha na maioria dos casos.

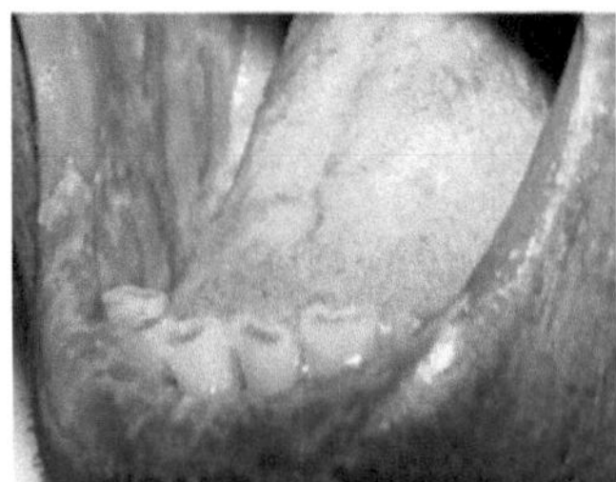

Figura 12: Forma reticular

2- Erosiva: Esta é a forma mais importante da doença, uma vez que apresenta lesões sintomáticas frequentemente rodeadas por finas estrias queratinizadas radiantes com um aspeto reticular.

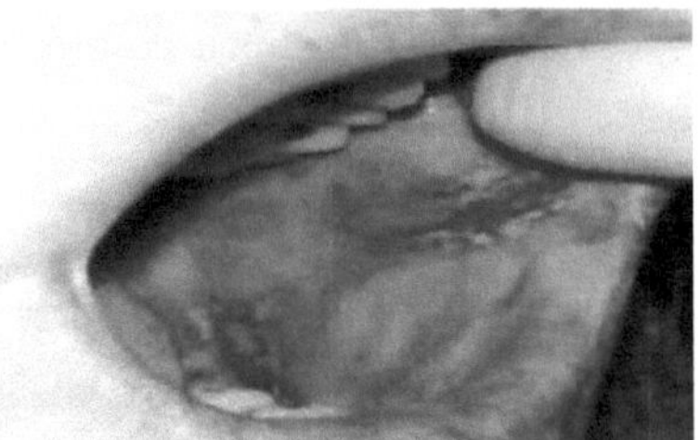

Figura 13: Forma erosiva

3- Atrófica: Apresenta lesões vermelhas difusas e pode assemelhar-se à combinação de duas formas clínicas, como a presença de estrias brancas caraterísticas do tipo reticular rodeadas por uma área eritematosa.

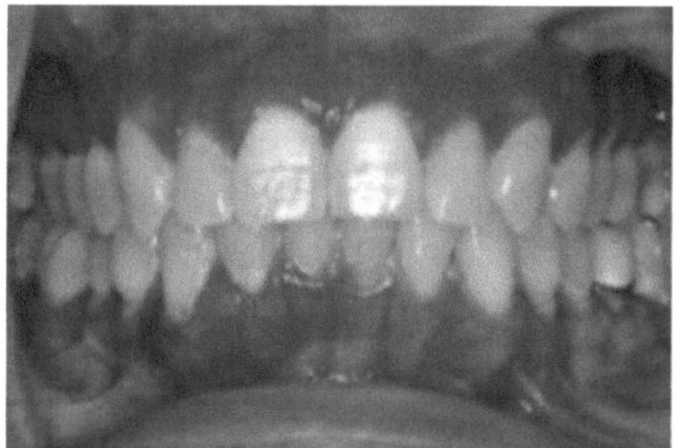

Figura 14: Forma atrófica

4- Tipo placa: Este tipo apresenta irregularidades homogéneas e esbranquiçadas, semelhantes à leucoplasia; afecta principalmente o dorso da língua e a mucosa da bochecha.

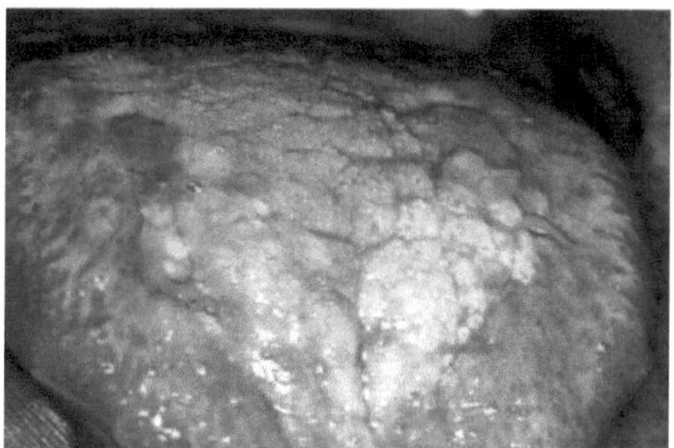

Figura 15: Forma da placa

5- Papular: Esta forma é raramente observada e é normalmente seguida por outro tipo de variante descrita. Apresenta-se com pequenas pápulas brancas com estrias finas na periferia.

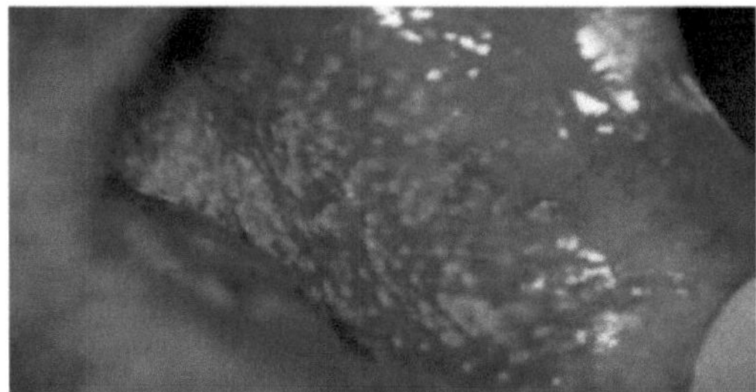

Figura 16: Forma papilar

6- ***Bolhosa*****:** Esta é a forma clínica mais invulgar, com bolhas que aumentam de tamanho e tendem a romper-se, deixando a superfície ulcerada e dolorosa. O sinal de Nikolsky pode ser positivo.

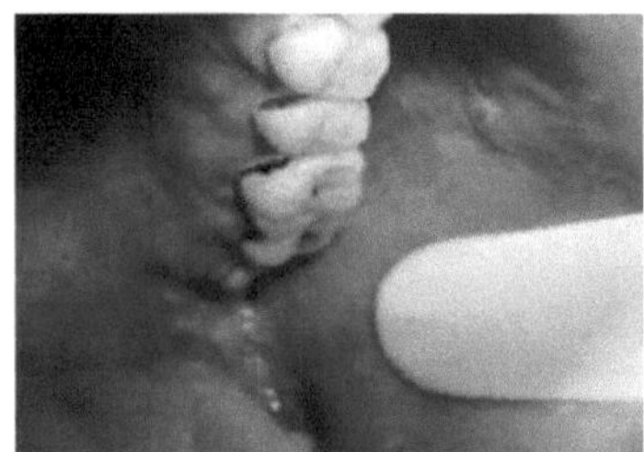

Figura 17: Forma bolhosa

4·2·7· Lúpus eritematoso discoide [4,18]

O lúpus eritematoso discoide é uma doença autoimune crónica de etiologia desconhecida. A distinção clínica entre o lúpus eritematoso discoide, o líquen plano e a eritroplasia é por vezes difícil. Existem provas contraditórias quanto ao facto de esta doença ser potencialmente maligna. Foram registados casos de transformação maligna, mais frequentemente em lesões labiais.

o **Manifestação clínica**

As lesões orais ocorrem em cerca de 20% dos casos e afectam geralmente os lábios, o palato duro e a mucosa oral.

Caracterizam-se pela presença de um eritema ou ulceração central rodeado

por pápulas hiperqueratóticas ou estrias radiantes e telangiectasias periféricas. O aspeto de "favo de mel" aparece nas lesões de longa duração.
As lesões das mucosas podem ocorrer sem envolvimento da pele ou antes do desenvolvimento de lesões cutâneas. As lesões nos lábios podem estender-se à pele adjacente e mascarar o bordo do vermelhão.
A gengivite descamativa que afecta as gengivas inferiores e/ou superiores também pode estar presente.
Com a cicatrização, as lesões erosivas podem deixar uma pigmentação pós-inflamatória.
Os sintomas mais comuns do LES são uma sensação de ardor, fotossensibilidade, secura, sensibilidade e dor, mas as lesões podem ser assintomáticas.

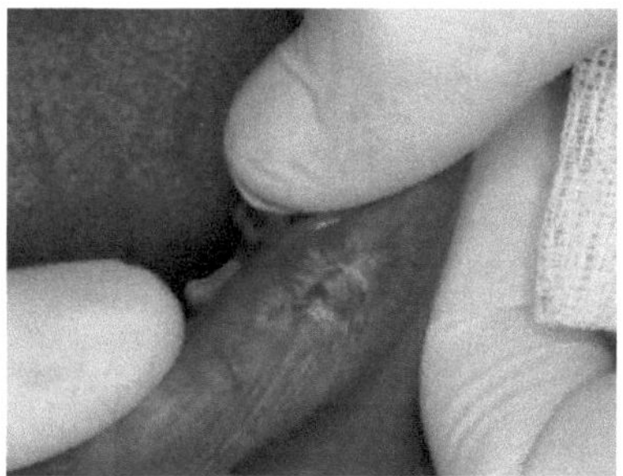

Figura 18:

4·2·8· Condições hereditárias [4]

Duas doenças que podem levar a um aumento do risco de cancro na cavidade oral são a **disqueratose congénita** e **a epidermólise bolhosa.** Estas são doenças hereditárias muito raras.
Na disqueratose congénita, ligada ao cromossoma X e que afecta apenas os homens, podem estar presentes manchas brancas na superfície dorsal da língua. Distinguem-se da leucoplasia pela ausência de factores de risco e pela idade jovem dos doentes, o que aponta para uma condição hereditária.

■ **Disqueratose congénita**

Caracteriza-se por lesões cutâneas queratóticas e leuco-melânicas mais ou menos reticuladas e atróficas, distrofia ungueal, leucoplasia oral precoce e perturbações hematológicas graves.

■ **Epidermólise bolhosa**

Refere-se a um grupo de doenças maioritariamente hereditárias que levam à formação de bolhas e úlceras na pele e, por vezes, na mucosa oral.

Em quase todos os doentes, as lesões aparecem à nascença ou na primeira infância e existe frequentemente uma história familiar.

As lesões cutâneas são uma caraterística constante.

Certas formas de epidermólise bolhosa podem causar cicatrizes e limitar a abertura da boca.

O diagnóstico pode ser suspeitado rapidamente após o nascimento, dado o envolvimento da pele e outros sintomas possíveis.

Biópsia da cavidade oral e meios auxiliares de diagnóstico :

A biópsia tornou-se o método padrão para o diagnóstico de muitas lesões e condições, incluindo o cancro oral e doenças potencialmente malignas [1]. A biopsia é definida como a remoção de um fragmento de tecido de um organismo vivo para exame microscópico. Pode ser utilizada para confirmar um diagnóstico provisório, para efetuar um diagnóstico definitivo ou para excluir diagnósticos diferenciais. Para além dos fins de diagnóstico, a biopsia pode ser utilizada para determinar a eficácia de um tratamento ou para estabelecer um prognóstico para lesões malignas ou pré-malignas. Por último, a biopsia e o relatório histopatológico são documentos juridicamente válidos [2, 3]. 2.2 Indicações e contra-indicações para uma biopsia da boca As indicações para uma biopsia da boca baseiam-se em vários factores, incluindo as caraterísticas clínicas e macroscópicas da lesão, como a sua evolução, a sua apresentação macroscópica e a sua resposta aos vários tratamentos. É sempre recomendada em casos de suspeita de cancro. A Tabela 1.2 detalha as indicações e apresentações clínicas que requerem uma biópsia [4-6]. As contra-indicações estão geralmente relacionadas com o estado geral de saúde do doente. A biopsia não está indicada para variantes anatómicas (por exemplo, varizes linguais, pigmentação racial, glossite esfoliativa marginal, linha alba, marcas de dentes na língua ou grãos de Fordyce), lesões irritantes/traumáticas apesar da remoção do agente irritante local e lesões inflamatórias ou infecciosas após tratamento local específico [4, 6].

Nalguns casos, pode ser aconselhável fazer uma biópsia de uma lesão que esteja a causar grande preocupação ao doente, mesmo que não pareça suspeita ao profissional de saúde. As expectativas do doente devem ser tidas em conta e deve ter-se em conta que "não pode fazer mal" e que pode permitir oferecer ao doente as melhores opções de tratamento. 2.3. Classificação e tipos de biopsia da cavidade oral As biopsias podem ser classificadas em diferentes subcategorias [2, 3]. Dependendo da quantidade de tecido removido, podem ser incisionais (apenas uma parte representativa da lesão é removida) ou excisionais (toda a lesão é removida). Dependendo da localização anatómica da lesão, a biópsia pode ser direta (amostragem de uma área superficial de fácil acesso) ou indireta (se a lesão for mais profunda e estiver coberta por uma camada de mucosa aparentemente saudável, o que pode exigir a criação de um retalho de acesso antes de a lesão poder ser amostrada). Existem outras categorias baseadas, por exemplo, nos instrumentos ou técnicas específicos utilizados (bisturi, punção, agulha oca), no tratamento do tecido removido (por exemplo, fresco, congelado, fixado em formalina e incluído em parafina), no tipo de tecido removido (tecido mole, tecido ósseo, sangue). Nas secções seguintes deste capítulo, centrar-nos-emos nas biópsias mais comuns realizadas para diagnosticar a OPMD [2, 3]. Biópsias de tecidos moles Para uma biópsia de tecidos moles, o tecido é normalmente removido com um bisturi, punção ou pinça, mas também podem ser utilizados lasers ou um bisturi elétrico [2]. Se a biópsia for realizada para fins de diagnóstico, é preferível utilizar um bisturi convencional ou um punch em vez de lasers (díodos, Nd:YAG ou CO2) ou um bisturi elétrico, uma vez que estes últimos podem alterar o tecido e dificultar o diagnóstico [7-10]. O laser Er:YAG é o mais eficaz em termos de preservação dos tecidos [7, 11]. Os lasers são mais utilizados em anormalidades vasculares ou em pacientes com distúrbios hemorrágicos, pois possuem efeito coagulante [11]. Deve-se ter sempre o cuidado de escolher o instrumento mais benéfico para o paciente, tendo em conta o objetivo, que é remover tecido que possa ser utilizado para biópsia. Na maioria dos casos de OPMD, é habitualmente efectuada uma biopsia incisional, excisional ou por punch. 2.3.1. Biópsia incisional A biópsia incisional é uma técnica em que é removida uma parte representativa da lesão (ver Quadro 2.2). Idealmente, a amostra deve conter uma área representativa da lesão e dos tecidos adjacentes. A necessidade de remover mais tecido saudável ou anormal depende principalmente da natureza da lesão (por exemplo, no caso de suspeita de cancro, é melhor remover mais tecido anormal; no caso de uma condição com inchaço, é preferível remover mais tecido saudável adjacente) [2, 4, 12, 13]. No caso de lesões extensas ou grandes (mais de aproximadamente 1-2 cm de comprimento) ou de lesões múltiplas, pode ser indicada uma biopsia incisional ou mapeada. No caso de lesões heterogéneas (em termos de cor, textura ou consistência), podem ser escolhidas várias biopsias incisionais para obter diferentes representações da lesão. Neste caso, é importante não esquecer de identificar cada amostra e de a colocar num recipiente separado e identificado. A biópsia incisional é o melhor método para suspeitas de cancro e lesões orais potencialmente malignas [2, 3, 14]. As biópsias de lesões vasculares, próximas de tecido neurovascular (com elevado risco de hemorragia ou dormência) ou de difícil acesso podem ser melhor efectuadas em ambiente hospitalar. Uma biopsia incisional deve ser suficiente para a avaliação histopatológica e reduz o risco de danos nos tecidos [2-4, 13]. Para começar, deve ser feita uma história clínica completa da doença e o interior da cavidade oral deve ser cuidadosamente examinado. Isto ajudará a determinar a parte mais suspeita da lesão (manchada, vermelha, endurecida ou verrucosa): esta é a parte que deve ser removida para biopsia. Pode ser aconselhável utilizar instrumentos de diagnóstico para identificar a parte mais representativa da lesão a ser retirada para biopsia (como descrito abaixo) [2-4]. É também essencial obter o consentimento informado do doente, explicando-lhe os riscos e benefícios da biopsia. Escolher os instrumentos adequados para minimizar o risco de danos nos tecidos e administrar um analgésico ao paciente, a menos de meio centímetro do local da lesão, para preservar o tecido. Não hesitar em utilizar afastadores para limpar o campo cirúrgico.

Com um bisturi (geralmente nº 15), efetuar duas incisões a 45° da superfície epitelial, convergindo uma para a outra, de modo a formar uma elipse com duas extremidades em forma de V. A relação comprimento/largura deve ser de aproximadamente 3:1 para facilitar o fecho e promover uma boa cicatrização sem cicatrizes. O eixo do comprimento da elipse deve ser paralelo à direção do estiramento normal da mucosa, de modo a que a incisão seja sujeita a menos tensão e a ferida não deiscência. Além disso, a incisão nunca deve ser perpendicular a estruturas como os feixes neurovasculares, para evitar o risco de os danificar. Evitar incisar sobre tecido necrótico ou sobre a parte central de uma úlcera. Pode utilizar uma pinça de Adson ou uma sutura para remover o tecido. 18 Também se pode utilizar a sutura para guiar a remoção [2-4]. As suturas não absorvíveis geralmente não são indicadas na cavidade oral. Em seguida, a amostra deve ser colocada num recipiente etiquetado para o paciente e preenchido com uma solução de fixação (formalina a 10%), cujo volume não deve exceder 10 a 20 vezes o da amostra. Em seguida, é necessário anexar ao recipiente um pedido de análise patológica e enviá-lo ao laboratório competente. As amostras destinadas a estudos de imunofluorescência não devem ser fixadas, mas sim imersas no fixador de Michel ou enviadas frescas, num recipiente transportado num saco de congelação. As amostras de tecido fresco devem ser enviadas para o laboratório o mais rapidamente possível [24].

O pedido de análise anatomopatológica deve conter informações sobre a lesão e a história clínica do doente, incluindo, nomeadamente, uma breve história da lesão, as suas caraterísticas clínicas, os factores de risco (tabaco, álcool, noz de bétel) e um diagnóstico preditivo, bem como a orientação pretendida para a colheita de amostras e o tipo de biópsia realizada (incisional ou excisional). 2.3.2. Biópsia excisional A biópsia excisional consiste na remoção de toda a lesão, com uma margem de tecido saudável adjacente mais profundo (Figura 2.2). Para além das pequenas OPMD, está indicada para lesões pequenas (aprox. 1 cm), como papilomas, fibromas e granulomas, ou para lesões vasculares ou lesões com pigmentação focal. A biópsia excisional não só permite a análise histológica, como também pode ser utilizada para tratamento, uma vez que toda a lesão é removida [2-4]. Tecnicamente, a biopsia excisional é muito semelhante à biopsia incisional em termos de anestesia, instrumentos utilizados e incisão. A diferença é que deve ser dada especial atenção às margens. A incisão deve ser efectuada sobre tecido saudável, tanto em comprimento como em profundidade, e a margem deve estar limpa. Se a lesão for maligna, a margem deve ser mais larga. Além disso, no caso de lesões ligadas a um papiloma, é necessário ter o cuidado de remover cuidadosamente a base para evitar a recorrência. É necessário palpar a lesão para determinar a sua profundidade [2-4]. Se suspeitar da presença de cancro, pode dirigir a colheita de amostras. 2.3.3. Biopsia com pinça de biopsia ou punção Estes instrumentos foram concebidos para facilitar a remoção de lesões superficiais. A pinça de biopsia assemelha-se a uma pinça com uma ponta afiada (em forma de bico de pássaro), permitindo a biopsia incisional de uma lesão superficial sem necessidade de fechar com suturas. É ideal para locais de difícil acesso. O punch está equipado com uma parte ativa de corte semelhante a um bisturi circular. Trata-se de um instrumento de utilização única, disponível em diferentes diâmetros (2 a 10 mm). Geralmente, no caso da OPMD, são utilizados punções de 4 a 6 mm. É mais frequentemente utilizado para biópsias incisionais, mas para lesões menos extensas pode ser utilizado para efetuar uma biópsia excisional. A técnica para efetuar uma biopsia por punch é semelhante à das biopsias incisionais, descrita acima (Quadro 2), mas com um punch a incisão é feita sobre a parte mais representativa da lesão, aplicando uma pressão suave e rodando a lâmina ao longo de um eixo perpendicular à extensão da mucosa (Figura 2.3). É possível extrair o tecido incisado do interior do cilindro do punção, mas, em geral, é necessário cortar a base do tecido a analisar. Na maior parte dos casos, a cicatrização da ferida será do tipo secundário, o que significa que não será necessário suturar; no entanto, se a homeostase se revelar difícil, pode recorrer-se a um ponto Este tipo de biópsia é fácil de efetuar para biópsias simples ou múltiplas de amostras representativas. O tamanho da amostra a analisar depende do tamanho do punch escolhido. Esta técnica não é recomendada para lesões mais extensas, lesões localizadas perto de zonas vascularizadas ou nervosas ou locais de difícil acesso, como o palato duro.

2.4. Meios auxiliares de diagnóstico Os meios auxiliares de diagnóstico são materiais e/ou dispositivos que facilitam a deteção da parte mais anormal de uma lesão oral para ajudar o médico a definir onde realizar a biopsia [1618]. São geralmente não invasivos e podem também ser utilizados para determinar as margens cirúrgicas no caso de uma biopsia excisional ou para monitorizar pacientes de alto risco. Nos cuidados primários, os instrumentos de diagnóstico podem ser utilizados para detetar uma possível lesão oral anormal, que pode então ser utilizada como referência para fazer um diagnóstico definitivo de DMPO ou de cancro oral. Nos cuidados secundários ou terciários, podem ajudar a caraterizar melhor e até a mapear a doença de um doente que sofra de OPMD, o que é particularmente útil no caso de lesões extensas, múltiplas ou heterogéneas. Isto facilita a seleção do local da biópsia no início do tratamento e durante a vigilância, e reduz o risco de uma margem positiva após a excisão de um CCEO ou de uma lesão displásica [16]. Existem vários tipos de meios auxiliares de diagnóstico, incluindo a coloração vital, sistemas ópticos ou baseados na luz, citologia e testes salivares. Estes são descritos nas secções seguintes. Também analisaremos a espetroscopia vibracional, um novo auxiliar de diagnóstico muito promissor. 2.4.1. Corantes vitais Os corantes vitais são corantes biocompatíveis que são utilizados sob uma forma semelhante a um elixir bucal ou como um produto tópico, aplicando-o diretamente no local escolhido da mucosa oral. Podem ser utilizados para obter informações sobre as diferentes caraterísticas de uma lesão, para identificar uma lesão discreta e para selecionar o local mais adequado para uma biopsia. Em cirurgia oral, o azul de toluidina é o corante mais utilizado, mas outros corantes são descritos abaixo [4, 15, 16]. Azul de toluidina O azul de toluidina (TB), também conhecido como cloridrato de trimetiltionina, é um corante vital que tem sido utilizado em cirurgia oral há mais de cinquenta anos. O TB é um corante catiónico, metacromático, com uma forte afinidade para os ácidos dos tecidos, como os ácidos nucleicos. As áreas onde a mucosa apresenta anomalias ou células displásicas ou anaplásicas podem reter mais corante, tornando-as azul-escuro (Figura 2.4). Este facto pode ajudar a detetar lesões satélite, ou lesões invisíveis a olho nu [16, 18-20]. O azul de toluidina é útil para selecionar a área para biópsia e determinar as margens da lesão (no caso de excisão) e no tratamento de doentes com antecedentes de CCEO ou OPMD [15, 16]. É utilizado como solução a 1% ou 2%, ou está também disponível em embalagens prontas a utilizar. É utilizado em combinação com uma solução de ácido acético a 1% para remover qualquer excesso que não se agarre ao tecido [15, 16, 19].

Uma meta-análise recente mostrou que o azul de toluidina, utilizado como um único corante, tinha uma sensibilidade de 87% (IC 95%: 80-94%) e uma especificidade de 71% (IC 95%: 61-0,82%) [21]. Podem ocorrer falsos positivos (tecido inflamado, úlceras), assim como falsos negativos, quando o epitélio é espesso e o corante não consegue infiltrar-se, como no caso de lesões hiperqueratóticas [16]. A TB pode ser utilizada para auxiliar a auscultação oral convencional ou, de preferência, para complementar um diagnóstico. Azul de metileno O azul de metileno (MB), também conhecido como cloreto de metiltionínio, é um heterociclo aromático semelhante ao TB. Tal como a TB, tem uma afinidade para componentes ácidos, o que facilita a sua retenção pelas células displásicas [16, 22, 23]. O MB é utilizado para detetar possíveis lesões cancerosas, particularmente na próstata, na bexiga e no trato gastrointestinal. Pode também ser utilizado como agente anti-sético tópico no tratamento de certas doenças. Em cirurgia oral, é frequentemente utilizado como corante antes da endoscopia. É também utilizado em certos tipos de terapia fotodinâmica [16, 22-25]. As indicações e os métodos de aplicação são semelhantes aos da TB, com a diferença de que o MB pode ser mais barato e menos tóxico [17, 18]. No entanto, este corante ainda não deu provas concretas na deteção de cancros orais, sendo necessários mais estudos sobre o assunto. Solução de iodo de Lugol A solução de iodo de Lugol (LI), também conhecida simplesmente por ludol, ou água iodada, é utilizada como reagente para o glicogénio presente no citoplasma das células não queratinizadas, conferindo-lhe uma cor castanho-alaranjada. Assim, no caso da OPMD, se a LI for aplicada à lesão, a mucosa saudável adjacente torna-se castanha, enquanto o tecido anormal não se torna de todo castanho. Pode ser utilizada em combinação com a TB para corar o tecido anormal de azul escuro e o tecido saudável de castanho. No entanto, não existem estudos sérios que comprovem a eficácia da LI no diagnóstico da OPMD [16, 26]. 22 Rosa Bengala O Rosa Bengala (RB) é um derivado da fluoresceína. Utilizado como um corante xanteno, tem propriedades fotossensíveis. É utilizado principalmente para detetar lesões na córnea, mas também pode ser utilizado com luz como parte da terapia fotodinâmica ou com tecnologia sonora como parte do tratamento por ultra-sons [16, 27, 28]. A RB cora as células mortas ou degeneradas, ou mesmo as células displásicas ou malignas, sem colorir as células epiteliais saudáveis, revelando assim as lesões da córnea e as lesões neoplásicas da conjuntiva. Dispomos de dados muito limitados sobre a eficácia deste corante no diagnóstico da OPMD [16, 27, 28]

5. Assumir o controlo

5·1· Cuidados preventivos

A modificação dos factores de risco, a avaliação e as tentativas de modificar o comportamento dos factores de risco são parte integrante de qualquer protocolo de gestão de doenças potencialmente malignas.

❖ **Cessação do tabagismo** :

Embora o tabagismo seja frequentemente considerado como o principal fator de risco. No entanto, os programas educativos que incentivam a cessação do tabagismo podem levar a uma redução da incidência de leucoplasias, e a cessação do tabagismo pode levar à resolução de um número razoável de leucoplasias.

❖ **Conselhos sobre o álcool :**

Existe alguma controvérsia quanto ao facto de o álcool, por si só, aumentar a transformação pré-cancerosa, mas há provas claras de que a disponibilidade e o consumo de álcool estão a aumentar na maioria das populações de todo o mundo.

No entanto, a identificação de doentes com consumo excessivo de álcool oferece importantes oportunidades educativas e de cuidados de saúde e deve ser encorajada em todos os casos potencialmente malignos.

5·2· Gestão curativa

5·2·1· Tratamento médico

Alguns estudos relataram uma regressão da leucoplasia após a utilização de vitamina A, retinóides locais e sistémicos e beta-caroteno sistémico.

5·2·2·2· Crioterapia

Trata-se de uma técnica especializada que envolve a destruição localizada de tecido doente através da aplicação cirúrgica de frio extremo, geralmente por nitrogénio líquido.

5·2·3· Excisão cirúrgica e reconstrução

A excisão cirúrgica é o tratamento mais utilizado para as lesões potencialmente malignas da mucosa oral. A excisão deve ser efectuada com um bisturi de lâmina fria para que os limites da lesão não fiquem queimados e possam ser analisados pelo anatomopatologista.

Se houver displasia (moderada ou grave) ou infiltração celular do córion, o doente deve ser encaminhado para um serviço hospitalar de estomatologia ou de cirurgia maxilofacial. Nestas situações histológicas, está indicada a remoção cirúrgica da leucoplasia, a análise anatomopatológica de toda a amostra e o acompanhamento a longo prazo (existe o risco de recidiva).

5·2·4· Cirurgia intervencionista a laser

O laser de CO2, o laser de Nd-YAG e o laser de KTP têm sido utilizados com várias técnicas de vaporização ou excisão para o tratamento da leucoplasia oral, mas nos últimos anos surgiram novos lasers cujo campo de aplicação se estende a outras patologias, incluindo lesões potencialmente malignas da mucosa oral.

Conclusão

Os termos "pré-canceroso", "lesões precursoras", "pré-maligno", "neoplasia intra-epitelial" e "condições potencialmente malignas" têm sido utilizados na literatura internacional para descrever alterações tecidulares nas quais o cancro ocorre mais frequentemente do que no tecido homólogo normal. As condições potencialmente malignas da mucosa oral são também indicadores do risco de potenciais tumores malignos (clinicamente aparentes) da mucosa oral e não apenas preditores específicos do local.

O cirurgião-dentista deve estar atento à presença e ao desenvolvimento destas lesões. A sua responsabilidade é total ao abrigo do direito médico-legal.

O prognóstico das lesões potencialmente malignas da mucosa oral depende da sua deteção e diagnóstico precoces. A sua deteção baseia-se geralmente num exame clínico valioso complementado por um exame anatomopatológico.

Referências

1- Dr Nathan MOREAU, Emilie VAUCARD, Dr Anne-Laure Ejeil

Leucoplasia oral: lesões potencialmente malignas

LE FIL DENTAIRE; N.º 73, maio de 2012

2- conselhos práticos sobre encologia

Lesões benignas, pré-cancerosas e cancerosas da cavidade oral

JSOP / n° 4 / abril de 2011

3- https://www.sciencedirect.com/science/article/abs/pii/S0035176810001968

4- L Ben Slama.

Condições potencialmente malignas da mucosa oral: nomenclatura e classificação. Rev Stomatol Chir Maxillofac 2010; 111: 208-211.

5- Chung CH, Yang YH, Wang TY, Shieh TY, Warnakulasuriya S

Distúrbios pré-cancerosos orais associados à mastigação da areca, ao tabagismo e ao consumo de álcool no sul de Taiwan.

J Oral Pathol Med. 2005 Sep;34(8):460-6.

6- J Bánóczy, Z Gintner, C Dombi.

Consumo de tabaco e leucoplasia oral.

J Dental Education 2001; 65: 322-327.

7- fonte da Internet na ligação :

cancro da cavidade oral

https://www.cancer-environnement.fr/fiches/cancers/cancer-de-la-cavite-oral-oral/

8- Thiéry G1 , Gal M1 , Brau JJ2 , Coulet O1 , Odin G3

A BETEL QUID E OS CANCROS ORAIS: RELATO DE UM CASO OBSERVAÇÃO

Med Trop2008; 68: 176-178

9- Brad W. Neville, DDS;Terry A. Day, MD, FACS

Cancro oral e lesões pré-cancerosas
CA Cancer J Clin 2002;52:195-215

10- anatomia e histologia da mucosa oral https://dermatologiebuccale-nice.fr/anatomie-et-histologie-de-la-muqueuse-oral/histologia da mucosa

11- Anne-Laure Ejeil, Maddy-Hélène Delattre, Nathan Moreau
A mucosa oral e as suas alterações fisiopatológicas

12- Stephen Porter, PhD,a Luiz Alcino Gueiros, PhD,b Jair Carneiro Leão, PhD,b e Stefano Fedele, PhD
Factores de risco e etiopatogénese de lesões epiteliais orais potencialmente pré-malignas
Oral Surg Oral Med Oral Pathol Oral Radiol 2018;125:603-611

13- Yen-Wen Shen ,Yin-Hwa Shih, Lih-Jyh Fuh, Tzong-Ming Shieh
Fibrose submucosa oral: uma revisão sobre biomarcadores, mecanismos patogénicos e tratamentos
Int. J. Mol. Sci. 2020, *27*(19), 7231

14- Saman Warnakulasuriya, FDS, PhD, DSca
Caraterísticas clínicas e apresentação de doenças orais potencialmente malignas
(Oral Surg Oral Med Oral Pathol Oral Radiol 2018;125:582-590)

15- Antony George, Sreenivasan BS, Sunil S, Soma Susan Varghese, Jubin Thomas, Devi Gopakumar, Varghese Mani.
DOENÇAS POTENCIALMENTE MALIGNAS DA CAVIDADE ORAL
Jornal de Patologia Oral e Maxilofacial ; V ol 2. No 1 ; Jan- Jun 2011. ISSN 0976-1225

16- Lorini, L.; Bescós Atín, C.; Thavaraj, S.; Müller-Richter, U.; Alberola Ferranti, M.; Pamias Romero, J.; Sáez Barba, M.; de Pablo García-Cuenca,

A.; Braña García, I.; Bossi, P.; et al.

Overview of Oral Potentially Malignant Disorders: From Risk Factors to Specific Therapies Cancros 2021, 13,

3696.

17- Sonia Gupta e Manveen Kaur **JawandaLíquen plano oral: um Atualização sobre a etiologia, patogénese, apresentação clínica, diagnóstico e**

GestãoIndian J Dermatol. 2015 maio-Jun; 60(3): 222-229.

18- STELLA LYSITSA, SEEMAN ABI NAJM, TOMMASO LOMBARDI,

JACKY SAMSON **Líquen plano oral: história natural e transformação maligna**

Med Buccale Chir Buccale 2007; 13: 19-29.

19- fonte internet : =muq ueuse-buccale/?lang en**Lesão potencialmente maligna da mucosa bucal link**:https://opmdcare.com/category/lesion-a-potentiel-malin-de-la-

20- https://www.centredentairesjb.com/services/velscope/

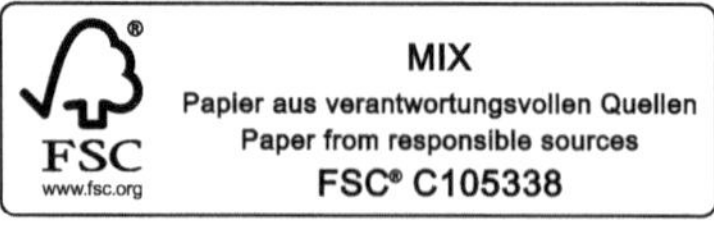

Printed by Books on Demand GmbH, Norderstedt / Germany